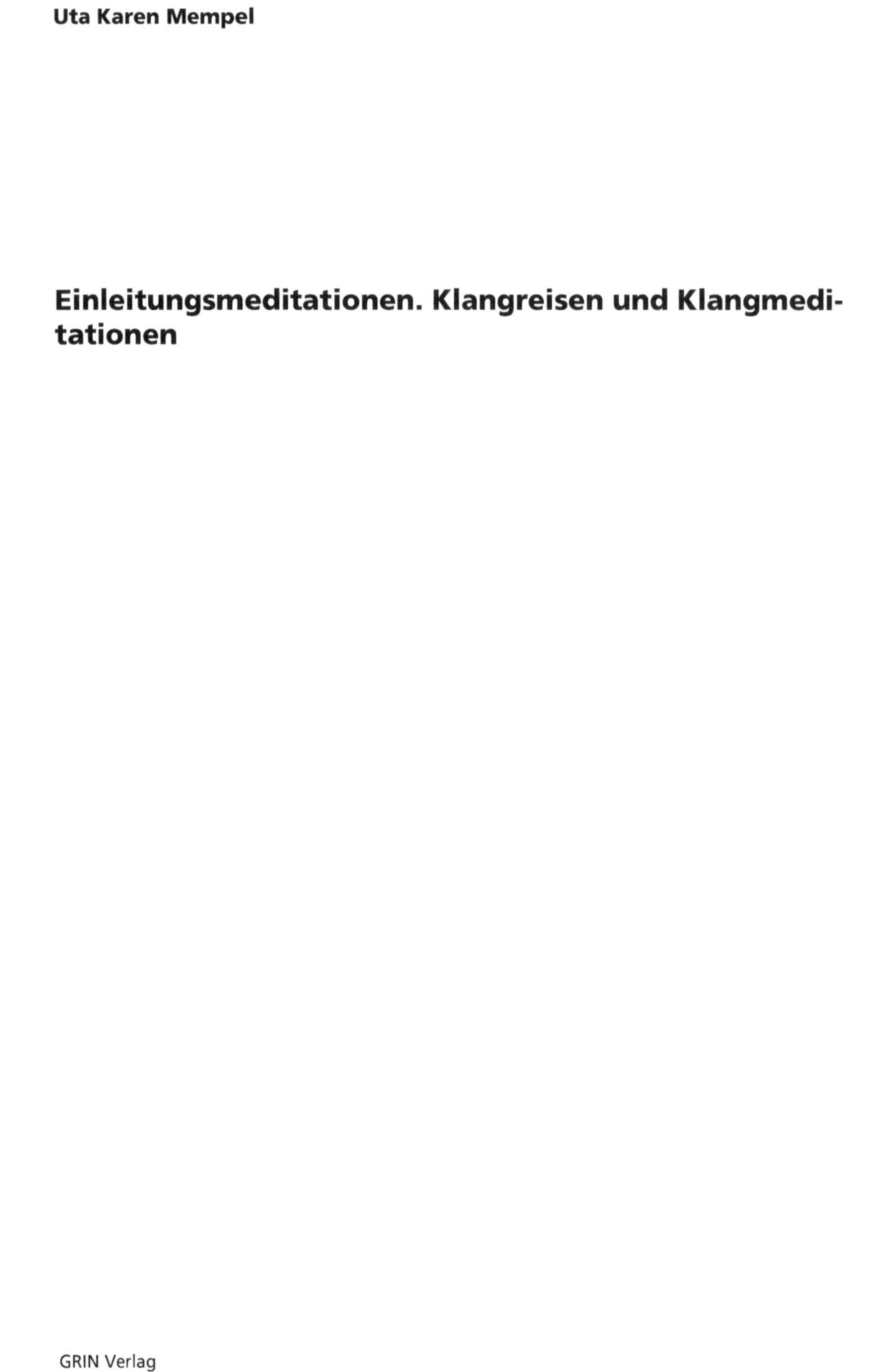

Uta Karen Mempel

Einleitungsmeditationen. Klangreisen und Klangmeditationen

GRIN Verlag

Bibliografische Information der Deutschen Nationalbibliothek:

Die Deutsche Bibliothek verzeichnet diese Publikation in der Deutschen Nationalbibliografie; detaillierte bibliografische Daten sind im Internet über http://dnb.d-nb.de/ abrufbar.

Impressum:

Druck und Bindung: Books on Demand GmbH, Norderstedt Germany
ISBN: 978-3-656-65883-2

Dieses Buch bei GRIN:

http://www.grin.com/de/e-book/273996/einleitungsmeditationen-klangreisen-und-klangmeditationen

Einleitungsmeditationen

Klangreisen und Klangmeditationen

Uta Karen Mempel, Dipl. Musikerin

Dozentin für ganzheitliche Klangarbeit

Inhalt

Die Handhabung dieses Buches

Als Anrede wurde das „Respektvolle Du" gewählt. Die Arbeit mit Klängen ist eine sehr persönliche Erfahrung und möchte einen Weg zur eigenen Innenwelt aufzeigen. In dieser Welt begrenzt das „förmliche Sie", zudem wir mit uns selbst auch im „Du" kommunizieren.

Bei vielen Klangreisen findest Du neben der Anweisung für die begleitenden Instrumente einen Vorschlag für eine entsprechende Tonart, als auch ein Klanglied oder eine Klangimprovisation. Dieser Vorschlag ist für musisch kreative Köpfe gedacht, die eine größere Auswahl an Schalen haben, mit den Schalen singen oder ein entsprechendes Harmonieinstrument, wie z.B. Gitarre oder Harfe mit den Klangreisen kombinieren möchten.
Literaturhinweise für spirituelle Lieder findest du dann am Ende des Buches.
Aber natürlich kannst Du auch ohne diesen musikalischen Hintergrund damit arbeiten. Nimm dazu die Schalen, die Du liebst und suche Deine persönliche Möglichkeit, sie mit dem Text zu verbinden.

Eines möchte ich aber betonen:
Die Klangreisen können sehr heilsam sein, sie ersetzen aber keinen Arzt, Heilpraktiker oder Therapeuten. Sie stellen einen Wegbegleiter dar. Wenn du spürst, dass in dir Ängste, Tränen oder andere Emotionen hochkommen, so scheue dich nicht, dir fachliche Unterstützung zu suchen. Sei achtsam mit dir selbst und in der Praxis. Mache keine Reise, mit der du dich nicht identifizieren kannst. Und natürlich gilt gerade hier:
Weniger ist mehr! Alles braucht seine Zeit ...

Legende Klangschalen

Tiefe Klangschalen: 2 kg und schwerer, bzw groß mit einem sehr dünnen Rand

Mittlere Klangschalen: 0,8-2 kg schwer, bzw. klein mit sehr dünnem Rand

Hohe Klangschalen: 300-800gr schwer

Achte bei den dünnwandigen Schalen auf die Harmonie. Sie passen oft nicht mit anderen Schalen zusammen, da zu viele dominante Obertöne den Grundton überlagern und eine schöne Harmonie verhindern.

Die Einleitungsmeditationen

Weg vom Aussen...
den Alltag vergessen...
komme zu dir...
geniesse deine Zeit...
lasse los...
entspanne dich...

Du findest auf den folgenden Seiten verschiedene Einleitungen, die zu Beginn Deiner Klangreise stehen können. Ebenso sind die Rückführungen mit dabei.
Manchmal ist es geschickt, den einen oder anderen Satz ein wenig zu verändern, so dass die Einleitung gut mit dem Hauptteil harmoniert.
Ebenso kannst du auch nach einer Einleitung einen längeren musikalischen Teil folgen lassen, ohne noch eine Fantasiereise anzuhängen. Dafür eignen sich vor allem die Einleitungen: Zauberklangteppich und Sonnenklangstrahlen.
Im Laufe der Zeit wirst du deine eigenen Worte finden und den Text nicht mehr benötigen.

Zu manchen Einleitungen und Klangreisen erhältst du einen Vorschlag für die passende Tonart, bzw. Töne. Dieser Vorschlag ist natürlich nicht bindend. Fühle dich nicht verpflichtet, die jeweiligen Töne kaufen zu müssen, wenn du sie nicht hast. Ein schön abgestimmtes Set führt den Zuhörer genauso gut in die Entspannung.
Was sich aber immer empfiehlt, ist, deine Klangschalen von einem Musiker auf ihre Töne hin ausmessen zu lassen, so dass du sie dann auch gezielt einsetzen kannst.
Ansonsten vertraue bei der Auswahl deiner eigenen Empfindung und Intuition.

Loslassen -Entspannen von Körper und Geist

Bei Nebengeräuschen im Aussen
Gut für größere und neue Gruppen geeignet
Sie lässt sich mit fast jeder Klangreise verbinden

<u>Setting:</u>

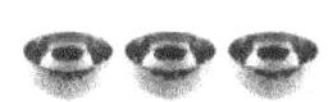 *Drei mittlere Klangschalen*

Passende Tonart: a-moll (A,C,E)
Klangteppich wie folgt: A,C,E,C A,C,E,C, A,C,E,C .....
Erklärung: das C steht als Körperton im 4er Rhythmus im Mittelpunkt. Der Rhythmus und das C unterstützen die körperliche Entspannung.

Text:
Und so setze oder lege dich ganz bequem hin, so wie du dich am wohlsten fühlst.
Es ist jetzt die Zeit für dich.
Die Zeit, in der du zu dir kommen kannst.
Die Zeit, in der dein Alltag für einen Moment draußen vor der Tür bleibt.
Alles, was jetzt noch im Außen ist, bringt dich immer mehr zu dir.

Stelle dir vor, du bist wie der Mönch, der meditierend in der Mitte einer Großstadt auf einer Verkehrsinsel sitzt und nichts weiter als Ruhe und Gelassenheit ist.

Und so nimm dich einmal wahr, wie du auf deiner Unterlage sitzt oder liegst.
Spüre, wo dein Körper den Kontakt zum Boden hat und erlaube dir, dich einfach in die Geborgenheit der Erde fallen zu lassen.
Die Erde trägt dich sicher und dein Körper kann dort zur Ruhe kommen.
Und so atme einmal tief ein und aus. Mit dem Ausatmen lasse einfach los.
Zähle dabei mit jedem Ausatmen rückwärts von fünf bis eins.

Atme selbst ruhig mit und zähle deinen eigenen Ausatem
(atme ein)... fünf... *(atme)...* vier... *(atme)...* drei... *(atme)...* zwei... *(atme)...* eins

Du bist nun ganz eins mit dir.
Aus der Ferne kommt nun ein Klang zu dir.

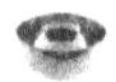 *C- Klangschale wird gespielt.*

Auch nimmt der Klang alle störenden Gedanken einfach mit fort. So wie der Klang im Kosmos verklingt, so
zerstreuen sich auch deine Gedanken. Lösen sich einfach auf und du selbst bleibst zurück.
Mit jedem Ausatmen gibst du deine störenden Gedanken ab.

 *Klangschale wird langsam fortlaufend gespielt*

Du selbst wirst zum Betrachter deiner Gedanken. Schaust einfach zu, wie sie kommen und erlaubst ihnen, wieder zu gehen. Sie sind für die Zeit der Meditation einfach unwichtig.
Wann immer wieder Gedanken kommen, atme sie aus und übergebe sie den Klängen.
Die Klänge tragen sie fort.

So wirst du frei..... frei, den Klängen zu lauschen.

Zwei weitere Klangschalen fügen sich leise ein und alle drei Klangschalen werden fortlaufend im ruhigen Puls als Klangteppich zum Text gespielt

Mit jedem Atemzug nimmst du Klänge und ihre feinen Schwingungen zu dir.

Wie von selbst verbinden sie sich mit deinem Atemstrom.
Losgelöstheit, Harmonie und Wohlbefinden bringen sie mit.

Mit jedem Atemzug kommen sie dir näher.
Hüllen dich ein, schenken dir Geborgenheit....
.....und sie legen sich wie eine sanfte Decke über dich.....

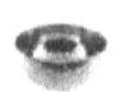 *Klangschalen etwas intensiver anspielen (aber nicht schneller werden!)*

Die Klänge laden dich nun ein, mit ihnen zu reisen und tragen dich fort in deine inneren Welten hinein.

Fantasiereise folgt

Rückführung

Dann kommst du wieder hier an.
Die Gegenwart erwartet dich.

Nimm deinen Körper wieder wahr und zähle langsam von Eins bis Fünf.
Bei Fünf bist du wieder ganz im Hier und Jetzt angekommen.

Eins...Zwei...Drei...Vier...Fünf

Atme tief ein und aus

Langsam, in deinem Tempo, beweg dich.
Ball deine Hände zur Faust und lasse sie wieder los.
Kralle deine Zehen, lasse sie los und kreise deine Füße.
Recke und strecke dich und komme dann in deinem Tempo wieder nach oben.

Der Streichelklang - Berührung, persönliche Zuwendung

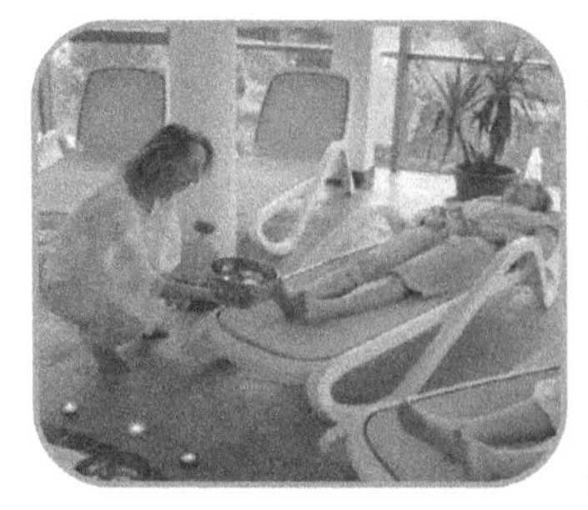

Diese Einleitung lässt sich gut mit kleineren Gruppen bis zu ca. 8 Personen machen. Der Teilnehmer deiner Klangreise erfährt durch das Klangstreicheln eine persönliche Zuwendung. Beim Klangstreicheln wird die Klangschale sanft angespielt und über den Körper geführt und ermöglicht so eine weitere Komponente der Eigenwahrnehmung durch das Fühlen der Schwingung.

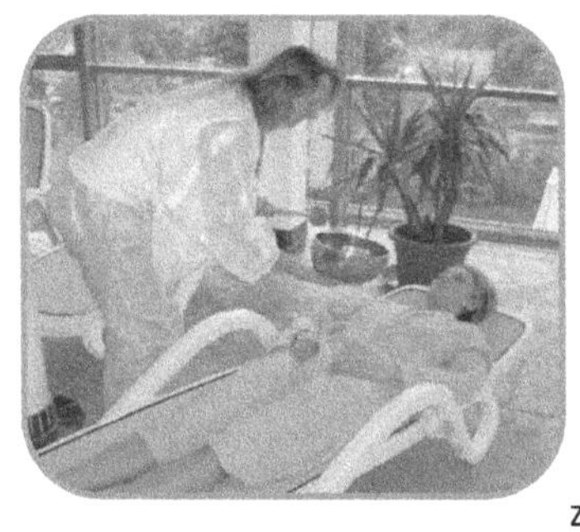

Wichtig dabei: Spiele sehr sanft und leise. In der Regel reicht schon ein zwei-bis dreimaliges Anspielen, während du mit der Klangschale über den Körper wanderst. Beginne immer an den Füßen und denke daran, dass der Kopfbereich besonders empfindsam auf die Klänge und Schwingungen reagiert. Du kannst dir vorstellen, der Klang ist wie eine Decke, mit dem du deinen Teilnehmer ganz sanft zudeckst.

Der Streichelklang als solches lässt sich vielseitig einsetzen. Zu Beginn und Ende einer Einzelbehandlung, in kleinen Gruppen aber auch mit einer passenden Schale zur Musik von CD.
Ebenso können verschiedene Schalen nacheinander als Streichelklang über den Körper geführt werden.

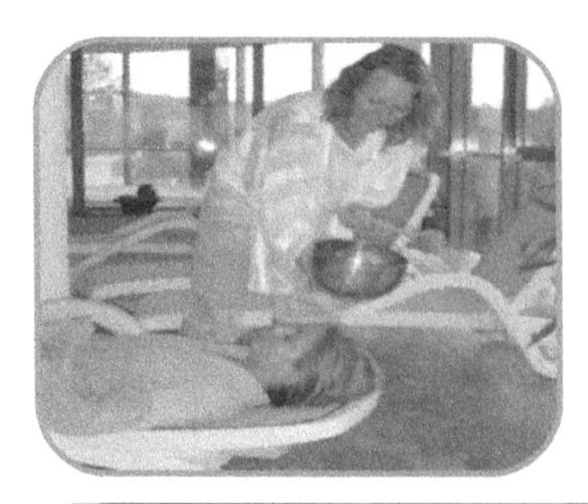

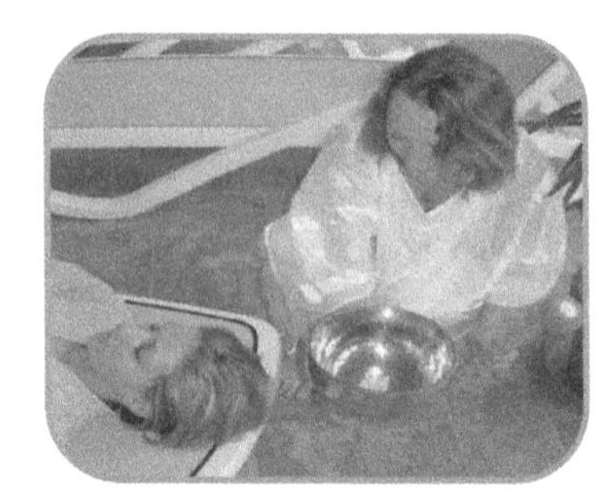

Hier nun eine Einleitung für eine kleinere Gruppe, als auch für eine Einzelbehandlung

Setting*:* 

Du benötigst eine Klangschale mit einem warmen Ton, mittlerer Tonlage (A,C,Cis,D,)

Der Behandelnde liegt auf dem Rücken

Text:

Und so finde deine Haltung, in der du es bequem für die Dauer der Klangreise gut aushalten kannst.
Wann immer du das Bedürfnis hast, sie zu verändern, so tue dies.

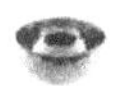 *Die Klangschale wird zur Eröffnung einmal gespielt*

Und dann nimm einmal einen tiefen Atemzug
und mit dem Ausatmen lasse einfach los.

Atme hörbar mit

Und dies tue noch einmal,
atme tief ein und mit dem Ausatmen lasse einfach los

Atme hörbar mit

Dies ist nun die Zeit für dich.
Die Zeit, in der du zu dir kommen kannst.
Die Zeit, in der dein Alltag für einen Moment draußen vor der Tür bleibt.
Die Zeit, in der die Klänge dich einladen...

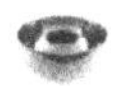 *Klangschale wird leise eingespielt*

...zu lauschen

 *Klang*

...zu fühlen

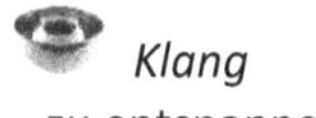
Klang

...zu entspannen

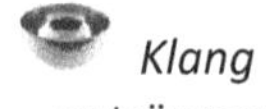
Klang

...zu träumen.

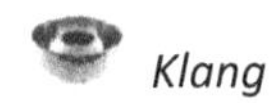
Klang

Gehe mit der Klangschale durch den Raum und schenke jedem Teilnehmer einen Streichelklang, indem du ganz sanft die Schale vor seinen Füßen anspielst und über seinen Körper führst, als wolltest du ihn damit zudecken.

Fantasiereise folgt

Rückführung

Gehe mit der Klangschale als Streichelklang über die Körper.

Dann ist es langsam an der Zeit, wieder in die Gegenwart zurückzukehren.
Das Hier und Jetzt erwartet dich. Und so kommst du wieder hier im Raum an, gelangst an deinen Platz und nimmst wieder deinen Körper wahr.
Atme einmal tief ein und aus.
Bewege deine Hände, winke mit den Füßen.
Ganz allmählich wirst du wieder wach.
Du kannst dich recken und strecken und bist jetzt wieder ganz im Hier und Jetzt.

Der Zauberklangteppich

Eine märchenhafte, farbige Einleitung für Fantasiereisen

Das Setting:

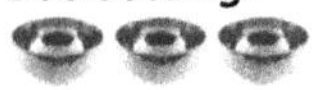 *Drei Klangschalen mittlerer bis kleinerer Größe von tief nach hoch sortiert,*

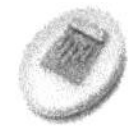 *alternativ die Sansula*

Passende Tonarten: D-Dur (D,Fis,A), Fis-Dur (Fis, Ais, Cis)

Der Klangteppich wird vom ruhigen 3- er Rhythmus getragen mit dem tiefsten Ton zuerst. Dieser Rhythmus symbolisiert die Leichtigkeit und Weite. Die Töne dazu eher hell für den luftigen Aspekt als zu dunkel auswählen.
Die Sansula empfiehlt sich als Alternative wegen der feinen Zauberklänge, die sanft nacheinander gespielt, Leichtigkeit und Wärme zugleich darstellen.

Text:

So setze oder lege dich ganz bequem hin, so wie es dir am angenehmsten ist.

Und dann nimm einmal einen tiefen Atemzug.
Mit dem Ausatmen lasse einfach los.

Es ist jetzt die Zeit für dich.

Die Zeit, in der du zu dir kommen kannst.
Die Zeit, in der du bei dir sein kannst.
Die Zeit, in der dein Alltag für einen Moment draußen vor der Tür bleibt.

Die Zeit, in der die Klänge dich einladen,
ihnen zu lauschen,
zu spüren,
mit ihnen auf eine Reise in deine eigenen Innenwelten zu gehen.

Die Klangschalen setzten leise und gleichmäßig ein, spielen dann fortwährend zum Text,

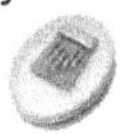 *alternativ Sansula*

Bleibe mit deiner Aufmerksamkeit bei deinem Atem.
Beobachte, wie dein Atem kommt und wie er wieder geht.

Wie er kommt...
Wie er geht...

Mit jedem Einatmen nimmst du neue Energie auf
Mit jedem Ausatmen sinkst du tiefer und tiefer.

Die Klänge tragen dich dabei.
und schenken dir Geborgenheit.

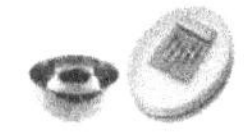 *Die Klänge werden deutlicher gespielt*

Mit den Klängen kommen nun Farben zu dir. Schwebend beginnen sie ein geheimnisvolles Lichterspiel in den Raum zu zaubern....

Ganz allmählich beginnen diese wunderschönen Klangfarben sich zu verweben...
Ein Teppich entsteht.
Es ist ein Zauberklangteppich.
Es scheint schon fast etwas Märchenhaftes zu haben....

Nimm Platz! Der Zauberklangteppich lädt dich ein, mit ihm zu reisen.
Du selbst fühlst dich sicher und gut aufgehoben auf dem Teppich.

Da geht es los. Ganz langsam schwebt er mit dir in die Luft, dem Himmel entgegen.
Eine leichte Brise weht dir ins Gesicht, kühlt deine Stirn.
Alle störenden Gedanken werden einfach vom Wind fortgetragen.

Am Himmel begrüßt dich die Sonne mit ihren warmen, lächelnden Strahlen.
Sie berühren dich und hüllen dich in ihre warme Kraft.
Dein Zauberklangteppich trägt dich ganz sicher durch den Himmel.
Er trägt dich immer tiefer in deine eigene Traumwelt hinein...

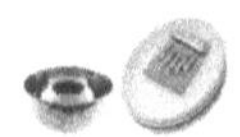 *Längeres Spielen der Klänge*

Ab hier beginnt die jeweilige Reise mit dem Zauberklangteppich

Rückführung

Die Klänge des Zauberklangteppichs setzen leise ein, werden von hoch nach tief im 3-er Rhythmus gespielt

Dein Zauberklangteppich trägt dich nun wieder sicher zurück. Alles Erlebte schwingt noch in dir und du spürst noch für einen Moment nach.

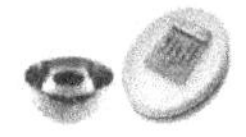 *Die Klänge werden noch ein bisschen gespielt und klingen dann aus*

Doch dann ist es an der Zeit, ganz ins Hier und Jetzt wieder zurückzukehren.
Die Schönheiten deiner Zauberwelt nimmst du in der Schatzkiste deines Herzens mit.

Und so nimm einen tiefen Atemzug.
Bewege langsam deine Hände, deine Füße.

Atme noch einmal tief ein und wieder aus.

Du wirst dir deines Körpers immer mehr gewahr.

Recke und strecke dich und mit neuer Kraft bist du wieder ganz in der Gegenwart.

Die Sonnenklangstrahlen - Licht, Wärme, Freude

Das Setting:

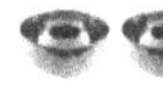 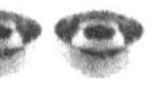 *3 Klangschalen mittel bis hoch*
Passende Tonart: H-Dur (Dis-Fis- H)

Text:
Lege dich ganz bequem hin, so wie du es für die nächste ....Stunde/Minuten *(Zeit angeben)* gut aushalten
kannst.
Wann immer du das Bedürfnis hast, deine Position zu verändern, so tue das.
Und dann atme einmal tief ein und wieder aus.
Und das tue noch einmal:
Atme tief ein und wieder aus.

Stelle dir nun einmal vor, du liegst auf einer wunderschönen Wiese.
Du schaust in den Himmel.
Blau und klar leuchtet er über dir.

Und auch die Sonne leuchtet in ihrem warmen goldenen Licht.
Sie lacht dich an und schickt dir einen wunderschönen, warmen, goldenen Sonnenstrahl. Und damit nicht genug. Mit ihm gelangt ein Klang zu dir:
Ein Sonnenklang.

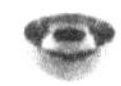 *Hohe Klangschale setzt ein, einmal spielen*

Der Klang zaubert dir ein Lächeln aufs Gesicht, kitzelt dich am Kinn.
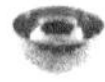 *Klang*

Mit ihm kommt auch ein leichter Windhauch.
Der Freund der Sonne bläst dir ganz sacht über die Stirn.
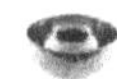 *Klang*

Er nimmt alle störenden Gedanken einfach mit.
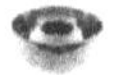 *Klang*

Da kommt ein weiterer Sonnenklangstrahl zu dir.

Zweite, mittlere Klangschale setzt ein, wird einmal gespielt, während die erste Klangschale verklingt

Der Klang fließt mit deinem Atem bis in dein Herz hinein.

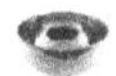 *Klang*

Und als würde dort ebenfalls eine kleine Sonne scheinen, beginnt es auch in deinem Herzen zu lächeln.

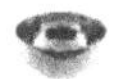 *Klang*

Freude breitet sich in dir aus.

Und noch einen Sonnenklangstrahl schickt dir die Sonne. Er ist ganz warm und beginnt dich zärtlich einzuhüllen

.

Dritte, tiefe Klangschale wird gleichmäßig und ruhig gespielt, während die zweite Klangschale verklingt

Der Sonnenklang schenkt dir Wärme und Geborgenheit. Du kannst dich fallen lassen.
Dein Körper entspannt und lässt einfach los, getragen von der Wärme und Geborgenheit der Sonnenklangschalen.
Und so tragen sie dich nun in deine eigene Traumwelt hinein. Ganz sacht und fein....

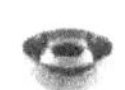 *Alle drei Klangschalen spielen*

Fantasiereise beginnt

Rückführung

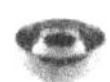 *Sonnenklangstrahlen werden sanft eingespielt*

Die Sonnenklangschalen tragen dich nun zurück auf die Wiese.
Für einen Moment spürst du noch nach.
Das was du erlebt hast, nimmst du in deinem Herzen mit.

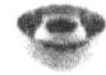 *Sonnenklangstrahlen klingen aus*

Da erinnerst dich auch wieder an das kleine Lächeln in dir, das die Sonnenklangstrahlen dir zu Beginn geschenkt haben.

Mit diesem schönen Gefühl kehrst du wieder zurück und bist voller Kraft für den Alltag.

Und so gelangst du ganz in die Gegenwart, in den Raum, von dem aus du die Reise gestartet hast.

Schau mal, ob du schon deine Hände bewegen kannst, deine Füße winken können.

Du atmest einmal tief ein und aus.

Du streckst und reckst dich, öffnest dann auch deine Augen und bist wieder ganz im Hier und Jetzt.

Das Tor zur Innenwelt

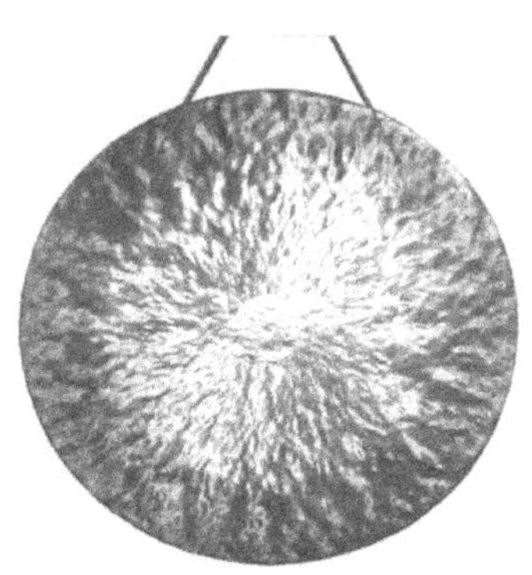

Einleitung mit einem Gong
(55cm Durchmesser oder größer)

Das Spielen des Gongs nimmt viel Aufmerksamkeit in Anspruch, daher ist es empfehlenswert, die folgenden Anweisungen auswendig zu lernen, wobei du deine eigene Wortwahl verwenden kannst.

Beginn der Zeremonie

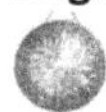 *Spiele den Gong sanft in seinem Zentrum einmal*

Und dann atme einmal tief ein und wieder aus

Und dies tue noch einmal
Atme tief ein und wieder aus

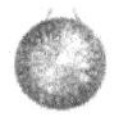 *Gong einmal in der Mitte spielen*

Du kannst nun innerlich zu dir sagen
„Dies ist meine Zeit.
Die Zeit, in der ich entspannen und loslassen kann.
Die Zeit, in der ich es genießen kann, bei mir zu sein.“

Und dann atme noch einmal tief ein und wieder aus

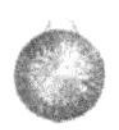 *Gong einmal in der Mitte spielen*

Stille

Beginne leise ein flächiges Spiel mit dem Gong, das während des Textes als Klangteppich die Worte trägt

Und dann spüre in deinen Körper hinein.
Nimm wahr, wie er auf der Unterlage ausliegt, wo er sie berührt.

Spüre deinen Atem.
Spüre, wie dein Atem als feiner Luftstrom durch deine Kehle rinnt bis hinunter in deinen Brustraum fließt und ihn anfüllt, bevor er deinen Körper wieder verlässt.

Und mit dem Ausatmen lässt du los.

Lasse los! Erlaube dir hörbar auszuatmen, so als wäre dein Atem der Wind, der alles Alte in die Himmelsrichtungen verstreut....auflöst....und weit weg trägt.....

Beginne hörbar – als wäre dein Atem ein Wind- auszuatmen

So darf dein Körper nun ausruhen. Für einen Augenblick braucht er nichts zu tun.

Lediglich dein Atem kommt und geht.
Es wird ruhig in dir.

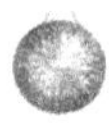 *Spiele leiser und ganz sanft*

Im Strom deines Atems kommen auch die feinen Schwingungen immer mehr zu dir.
Sie verbinden sich wie von selbst mit deinem Atemstrom und tragen dich immer mehr zu dir.

Die Klänge tragen dich zu dem Tor deinen inneren Welten.
Die Welt, in denen die Gedanken frei sind zu reisen.

Und so öffnet sich nun das Tor deiner Innenwelt

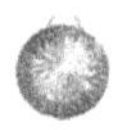 *Spiele den Gong einmal sehr sachte in der Mitte und lasse ihn ausklingen*

Stille

Hauptteil beginnt

Rückführung

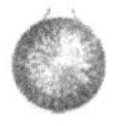 *Gong wird leise flächig gespielt.*

Und dann ist es wieder an der Zeit, zurückzukehren.
Das, was du in der Meditation erlebt hast, nimmst du mit.

Und so schließt sich wieder das Tor deiner Innenwelt und du findest den Weg, der dich in die Gegenwart zurückführt.

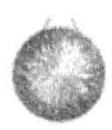 *Den Gong dreimal in seinem Zentrum spielen.*

Stille

Du gelangst nun immer mehr ins Hier und Jetzt.

Du kommst hier in den Raum, an deinem Platz, zu deinem Körper

Du nimmst deinen Körper immer mehr wahr.
Du spürst deinen Atem.
Du atmest einmal tief ein und wieder aus.

Und dann schau einmal ob die Hände und Füße sich bewegen können.

Auch deine Augen dürfen sich wieder öffnen und sich umschauen.
Recke und strecke dich.

Du bist jetzt wieder ganz in der Gegenwart angekommen.

Ausklang

und dann ist da nur noch....

Stille

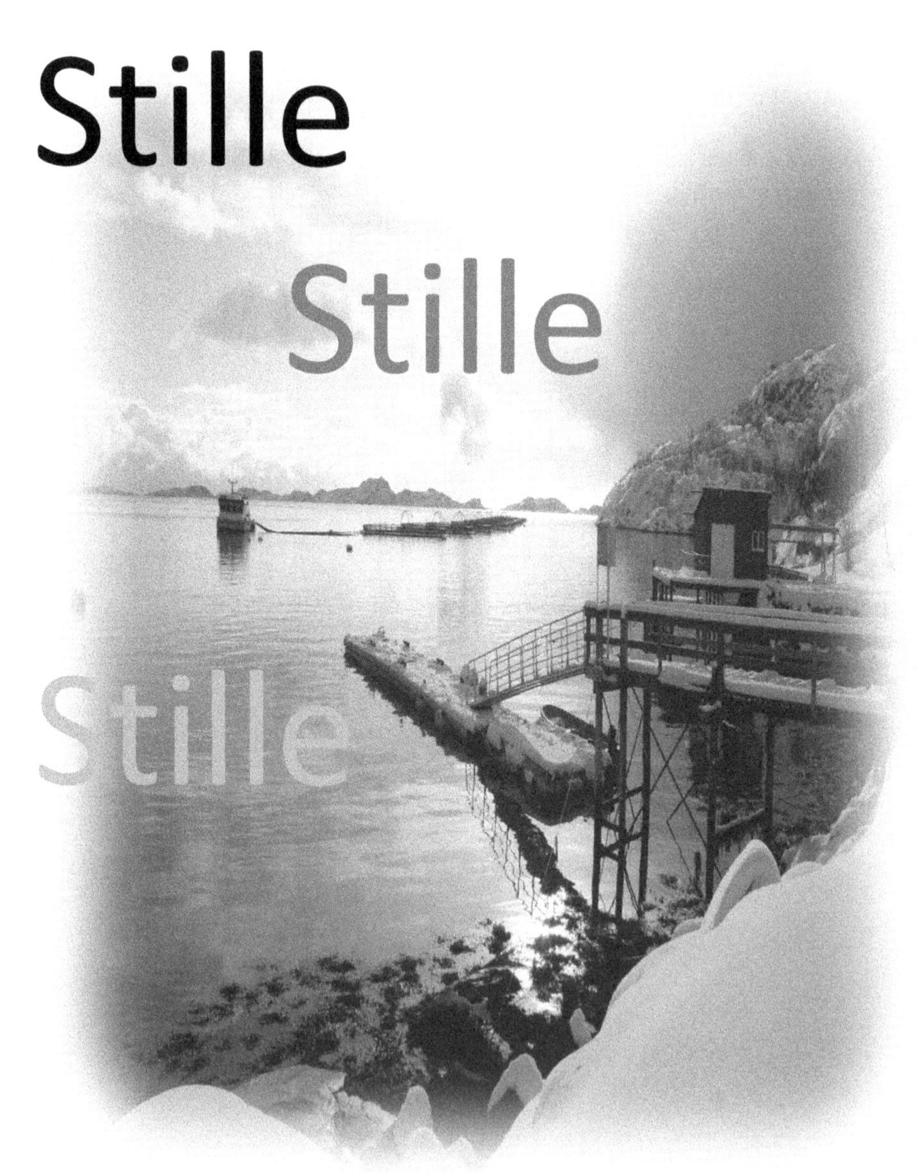

Weiterführende Literaturverweise der Klanglieder

Hagara Feinbier: Come together songs Band.1
ISBN 3-89060-230-4
Halleluja (Sanyassin)
Evening Rise, Spirit Come (trad.)

Hagara Feinbier: Come together songs Band 2
ISBN 3-89060-235-5
Gayatri Mantra (trad.)
Shima (trad.)
Under the fullmoon light (Karen Beth)
Nigun 1-3 (trad.)
Im Samen der Baum (Luis Zett)

Ali Schmidt: Sacred Songs
108 der schönsten Mantren und spirituellen Lieder der Welt
www.eli-berlin.de
Calma et tranquilidate (trad.)
Moola Mantra (trad.)
Dona Nobis Pacem(trad.)

CD Klangmeditationen 3 von Uta Karen Mempel
Opening (Improv)
Om Tare
Gayatri Mantra
Inner Temple (Improv)
Nigun 1
Shima
Kyrie Eleison (Hildegard von Bingen)
Nigun3
Evening Rise
Inner Light (Improv)
Halleluja

Weitere Quellenverweise

www.terlusollogie.de

Alle Bildrechte bei Uta Karen Mempel
Mit freundlicher Unterstützung von
Harri Czesla www.klangschalenladen.de und
Kerstin Mempel www.kunst-kiel.de

Literaturempfehlungen

Klangschalen für Wellness und Sauna
Herausgeber: Traumzeitverlag 2009
Autoren: Uta Karen Mempel, David Lindner

Sauna für die Sinne
Duftreisen und Meditationszeremonien für Wärmeräume
Autorin: Uta Karen Mempel
Herausgeber GRIN Verlag 2013

Uta Karen Mempel

Dipl. Musikerin, Klangtherapeutin, Dozentin für ganzheitliche Klangarbeit
Sie ist Mutter von drei Kindern. 2003 gründete sie die Musikwerkstatt in Bad Bergzabern. Zunächst gab es dort ganz klassischen Musikunterricht, Kinderkurse und Mutter-Kind Kurse. Mit der Ausbildung zur Klangmassage Anfang 2004 veränderte sich das musikalische Konzept.
Es entstanden u.a. erste Theaterstücke für Kinder, in denen die Naturtoninstrumente und Klangschalen eine tragende Rolle spielten.
Mit Eröffnung der Südpfalztherme in 2004 kamen die Klangschalen in den Wellnessbereich und die Klangreisen nahmen ihren Anfang. Schon im gleichen Jahr gab es die ersten Weiterbildungen für Erzieherinnen und ein Jahr später im Wellnessbereich, in dessen Rahmen die Idee der Klänge in der Sauna als auch im Ruheraum umgesetzt wurde und im Laufe der Jahre in immer mehr

Wellnessanlagen Einzug hielten. 2007 erfolgte der Umzug nach Stuttgart. Seither lebt sie mit ihren Kindern und der Musikwerkstatt, dem Institut für ganzheitliche Klangarbeit in Wendlingen am Neckar. Dort arbeitet sie seitdem regelmäßig in fast allen ansässigen Wellnessanlagen und ist ganz Deutschland mit den Klangschalen unterwegs. 2008 wurde der deutsche Saunabund auf diese Arbeit aufmerksam und es gab die erste öffentliche Publikation zum Thema, einhergehend mit der Erscheinung des Buches: Klangschalen für Wellness und Sauna in Kooperation mit David Lindner (Traumzeit-Verlag).Etliche Konzerte und weitere Publikationen folgten. Seit 2010 ist sie Dozentin an der Fachakademie für das deutsche Badewesen des deutschen Saunabundes, als auch an der Stadtwerke - Akademie Süd tätig. Ebenso versorgt Sie Ihre Kunden und Seminarteilnehmer mit einem außergewöhnlich guten Gespür mit speziell ausgesuchten Klanginstrumenten.

Kontaktadresse:

Musikwerkstatt
Institut
für ganzheitliche
Klangarbeit

Kirchstr.3
73240 Wendlingen am
Neckar

Tel: 07024- 566782
Mobil: 0173 3453612

e-mail:
info@klangmandala.de

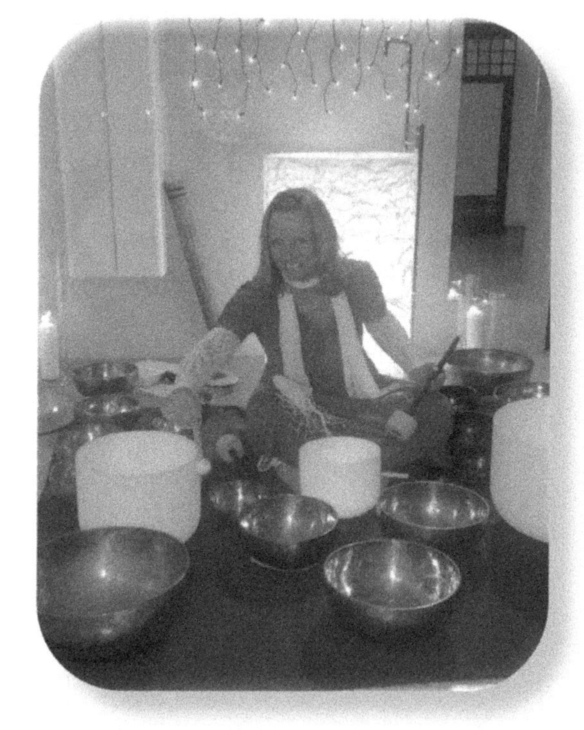

www.Traum-Klaenge.de
www.klangmeditationen.de
www.Traum-Klaenge.de/shop

Mehr zu diesem Thema finden Sie in **„Klangreisen und Klangmeditationen“** von Uta Karen Mempel, ISBN 978-3-656-30090-8

http://www.grin.com/de/e-book/203415/

Ingram Content Group UK Ltd.
Milton Keynes UK
UKHW040628290623
424267UK00004B/124